CONSIDÉRATIONS

SUR LES

EXHIBITIONNISTES IMPULSIFS

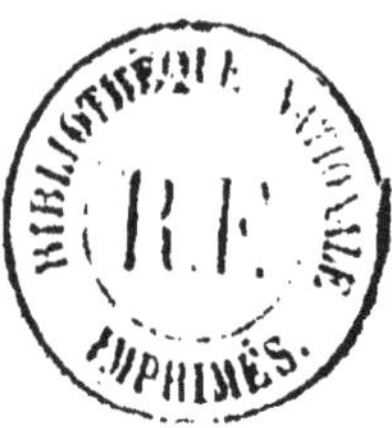

PAR

Le Dr Ad. GEORGE
DE LA FACULTÉ DE PARIS
LAURÉAT DE L'ÉCOLE DE TOURS

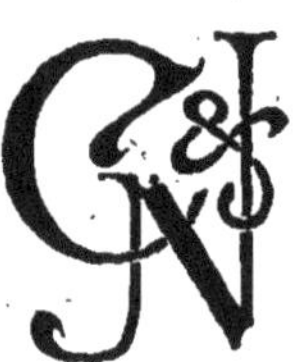

PARIS
GEORGES CARRÉ ET C. NAUD, ÉDITEURS
3, RUE RACINE, 3

1899

CONSIDÉRATIONS

SUR LES

EXHIBITIONNISTES IMPULSIFS

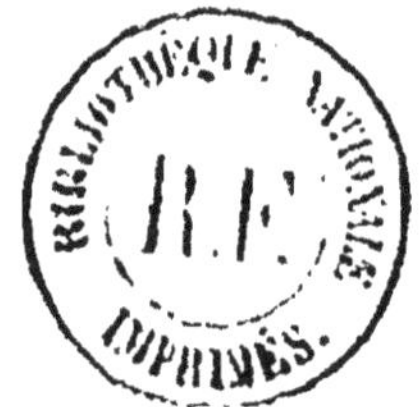

PAR

Le Dr Ad. GEORGE

DE LA FACULTÉ DE PARIS

LAURÉAT DE L'ÉCOLE DE TOURS

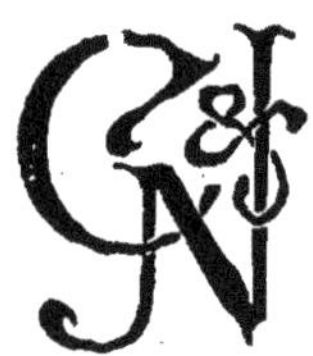

PARIS

GEORGES CARRÉ ET C. NAUD, ÉDITEURS

3, RUE RACINE, 3

1899

A LA MÉMOIRE DE MON VÉNÉRÉ PÈRE

A MA MÈRE

Faible témoignage de reconnaissance.

A MON FRÈRE

A MES PARENTS ET AMIS

A MON PRÉSIDENT DE THÈSE

M. LE PROFESSEUR HUTINEL

PROFESSEUR DE PATHOLOGIE INTERNE A LA FACULTÉ DE MÉDECINE DE PARIS
CHEVALIER DE LA LÉGION D'HONNEUR

AVANT-PROPOS

Parvenu au terme de nos études médicales, et au moment où s'ouvre pour nous l'heure des graves devoirs, des lourdes responsabilités et des grandes abnégations, nous sommes heureux de prouver notre reconnaissance à tous ceux qui nous ont enseigné, en même temps que la science, la conscience des devoirs ainsi que des responsabilités que nous aurons à rencontrer dans notre carrière.

Élève pendant deux ans de l'École de médecine de Tours, nous n'oublierons jamais les bonnes leçons, tant au point de vue chirurgical que médical, que nous ont enseignées MM. les Drs Louis THOMAS, DUCLOS et Hippolyte THOMAS. Nous n'oublierons pas non plus les bonnes causeries d'Histoire Naturelle médicale du savant Directeur de l'École, M. BARNSBY.

Que nos maîtres de la Faculté et des hôpitaux de Paris reçoivent aussi tous nos meilleurs sentiments de reconnaissance, en particulier MM. les Drs BLUM, chirurgien de Saint-Antoine, HIRTZ, médecin de LAENNEC, M. le Pr CORNIL, médecin de l'Hôtel Dieu, dont nous avons été l'élève. Nous remercions aussi particulièrement M. le P^r agrégé Bar, à qui il a été dévolu de nous donner les premières notions d'obstétrique.

Nous témoignons notre plus vive reconnaissance à nos camarades de la salle de garde de Sainte-Anne, qui nous ont donné beaucoup de bons conseils pour notre thèse.

Que M. le Pr Hutinel reçoive ici le témoignage de notre gratitude la plus vive pour l'honneur qu'il a bien voulu nous faire en acceptant de présider notre thèse.

Historique.

> « Si ce que j'ai écrit scandalise quelque personne impudique, qu'elle accuse plutôt sa turpitude que les paroles dont j'ai été obligé de me servir pour expliquer ma pensée. J'espère que le lecteur pudique et sage me pardonnera aisément les expressions que j'ai été obligé d'employer. » (St Augustin.)

« Parmi les instincts réguliers et normaux dont la nature nous a pourvus, il n'en est certainement aucun qui exerce une aussi puissante influence sur nos sentiments et notre caractère que l'instinct génital ; et par cela même il n'en est aucun qui prête à des perversions plus étranges même chez les sujets qui paraissent sous tous les autres points de vue avoir conservé l'équilibre de leurs facultés. » Ainsi parle M. le Pr Ball au début de son cours sur la Folie Érotique. Certes l'instinct génital est celui de tous les instincts qui nous ont été donnés par la nature un des plus puissants qui soit, et de par son essence même, puisqu'il est celui à qui est dévolu la conservation de l'espèce. D'autre part, par le fait même de sa puissance, il n'en est point non plus dont les écarts soient plus funestes, tant au point de vue pathologique que social, moral que légal. C'est ce qui ressort de l'étude même des statistiques faites sur les crimes et délits. En effet, que nous montrent ces statistiques ? Que plus nous allons, plus les crimes et attentats aux mœurs deviennent nombreux, plus les perversions de cet instinct se montrent sous des formes multiples autant que nouvelles. C'est précisément une des formes de ces perversions que nous nous proposons d'étudier : nous voulons parler de l' « Exhibitionnisme des organes génitaux ». Nous avons eu la bonne fortune de rencontrer cette année plusieurs de ces cas dans le service du savant aliéniste de Sainte-Anne, M. le Dr Magnan.

Certes ces cas de perversion ont dû exister depuis longtemps ; mais nous n'en avons pu trouver trace soit dans la Bible, soit dans le Satyricon de Pétrone. C'est M. le Pr Lasègue qui, le premier, en 1877, décrivit avec son habileté consommée cette perversion qui consiste dans l'étalage des organes génitaux et qui se produit chez ces tarés, dont on a fait depuis les « Exhibitionnistes ».

Bien avant lui, Tardieu, dans son grand traité de Médecine légale, y avait bien fait allusion, mais sans mettre la question au point ou elle devait l'être. Après Lasègue, on trouve les études de Laugier, l'ouvrage du Dr Chevalier sur l'Inversion sexuelle. Viennent ensuite les communication du Dr Magnan et de ses élèves Boissier et Lachaux, qui font faire un grand pas à la question : la thèse de M. Pribat envisage plutôt une variété de soi-disant exhibitionnisme chez les épileptiques, qui pour nous ne rentre pas dans l'exhibitionnisme vrai. Citons encore l'article de M. Ritti dans le *Dictionnaire des Sciences Médicales*, ainsi que les observations éparses d'auteurs français et étrangers. M. le D[r] von Krafft-Ebbing, professeur de psychiatrie à l'Université de Vienne, a fait un travail d'ensemble sur toutes les perversions génitales, et c'est le monument le plus complet à ce sujet. Bon nombre d'auteurs allemands et autrichiens ont largement contribué à enrichir la science à ce sujet. Nous n'oublierons pas non plus de citer la thèse de M. le Dr Lalanne de Maréville, ainsi que le cours de Médecine Légale professé à la Faculté de Paris en 1896-1897 par M. le Dr Thoinot.

Étude sur les exhibitionnistes impulsifs.

De par son nom même l'exhibitionniste est celui qui étale ses organes génitaux devant le monde. Mais d'après l'état aussi bien physique que mental de ces individus, d'après les influences sous lesquelles ils agissaient, les médecins aliénistes ont distingué plusieurs classes d'exhibitionnistes. En premier lieu viennent les exhibitionnistes dits impulsifs, les exhibitionnistes de Lasègue : puis M. le P[r] von Krafft-Ebbing créa les Exhibitionnistes par épilepsie, les exhibitionnistes par démence sénile et par débilité mentale. On ajouta une nouvelle classe, les exhibitionnistes par hallucination et conception délirante. Non content de s'en tenir aux individus exhibant leurs organes génitaux on fit rentrer parmi les exhibitionnistes des individus qui montraient leurs fesses, puis des femmes qui montraient leurs seins. M. le Dr Lalanne, après avoir réuni tous ces groupes disparates, les classa en trois grands groupes dits objectifs, les « exhibitionnistes des organes génitaux ou antérieurs », les « exhibitionnistes des fesses ou de l'anus ou postérieurs », et les « exhibitionnistes des seins ou supérieurs. » Cette classification est certes des plus simples et des plus commodes, mais dans tous ces groupes disparates nous ne concevons guère le vrai type de l'exhibitionniste, comme celui de Lasègue, car dans tous ces groupes on trouve tout ce que l'on veut : impulsifs, maniaques, épileptiques, alcooliques, déments séniles, paralytiques généraux, etc.

Quant à nous, nous étudierons celui qui nous semble l'exhibitionniste, celui de Lasègue et de Magnan, l'exhibitionniste impulsif. « Ces gens, comme dit Paul Moreau de Tours, ces gens, presque toujours, sinon toujours des hommes » qui « ont la singulière habitude de montrer leurs organes génitaux, non pas au hasard, devant les passants quels qu'ils soient, mais aux mêmes endroits, en regard des mêmes personnes ».

C'est Lasègue qui, le premier, avait constaté dans certains cas d'exhibitionnisme, cette impulsion irrésistible, accompagnée d'anxiété qui est la marque distinctive de l'exhibitionnisme impulsif. Mais c'est surtout au savant aliéniste de Sainte-Anne, à M. le Dr Magnan, que l'on doit de connaître pour ainsi dire à fond cette classe de malades, car ce sont des malades, ces « dégénérés supérieurs ». Pour M. le Dr Magnan ce sont des héréditaires qui ont l'appétit sexuel inverti, accompagné d'une violente obsession qui les pousse à commettre irrésistiblement des actes qu'ils connaissent parfaitement pour être contraires à la morale et aux lois. Mais « l'impulsion est invincible, se reproduit périodiquement aux mêmes heures, précédée souvent d'une anxiété que les malades attribuent à une sorte de résistance intérieure, mais finalement ils succombent et obéissent aveuglément à l'incitation instinctive. Les caractères spécifiques de cet état bizarre peuvent se résumer ainsi : exhibition à distance, pas de manœuvres lubriques, » pas de tentatives pour entrer en relation plus intime, retour du même instinct aux mêmes lieux et habituellement aux mêmes heures, pas un acte répréhensible au point génital en dehors de cette manifestation monotone (Moreau de Tours). Ce qu'il y a d'intéressant à noter, c'est que ces malades, en dehors de leurs crises, sont absolument normaux : ils ont une existence des plus régulières, des plus honorables, occupent même souvent des positions élevées; ils paraissent véritablement sains d'esprit, et, comme nous le verrons plus tard, ces malades, car ils sont véritablement malades, ces malades doivent être sérieusement examinés pour ne pas être déclarés responsables d'actes dont ils sont moralement complètement irresponsables.

Les observations qui suivent feront mieux ressortir encore les diverses phases de cette anomalie des plus étranges, en même temps qu'elles feront deviner les conséquences pratiques que nous en tirerons au point de vue du traitement.

Observation I

Lasègue. *Union médicale,* mai 1877.

Le premier cas qu'il m'ait été donné d'observer, dit ce savant aliéniste, m'avait laissé une vive impression. Il s'agissait d'un jeune homme, de moins de 30 ans, appartenant à une famille honorable, jouissant lui-même d'une situation enviée comme secrétaire d'un personnage politique de cette époque. Il était distingué d'esprit et de formes, et son éducation le rattachait au meilleur monde.

L'autorité avait été informée, par des plaintes multiples, d'un scandale qui se renouvelait dans les églises, toujours à la tombée de la nuit. Un jeune homme, dont on donnait le signalement, se présentait subitement devant une femme en prière dans l'église, alors peu fréquentée ; il étalait ses organes génitaux sans prononcer une parole et disparaissait dans l'ombre après une courte apparition. La surveillance était difficile à cause du nombre des endroits où elle devait s'exercer. Un soir cependant cet étrange fantaisiste fut arrêté à Saint-Roch, au moment où il se livrait à son exercice périodique devant une vieille religieuse, qui poussa un cri et éveilla l'attention du gardien. Le délit était si singulier que le parquet demanda un examen médical. J'eus avec le prévenu de longs entretiens, dont je ne pus dégager que des indices. L'impulsion était invincible, elle se reproduisait périodiquement aux mêmes heures, jamais dans la matinée, elle était précédée d'une anxiété qu'il attribuait à une sorte de résistance intérieure. L'enquête poursuivie avec une sollicitude concevable ne fournit que des documents négatifs. Tout était irréprochable, sauf les faits qui avaient motivé l'arrestation. J'étais alors moins expérimenté, et devant l'absence de toute conception délirante, de toute perversion intellectuelle ou nerveuse, je dus déclarer qu'il n'y avait pas lieu d'admettre l'irresponsabilité.

Observation II

Lasègue. *Union médicale,* mai 1877.

X... a 30 ans. Il a fait la guerre comme soldat, puis comme sous-officier dans un régiment de ligne. Ses notes militaires sont parfaites de tout point. En 1873, étant au service, il fut atteint d'une maladie mal définie, qu'on aurait, à son dire, nommée fièvre typhoïde, qui se renouvelle à deux reprises dans la même année, et chaque fois débute par une attaque subite et comateuse. Rentré chez son père il y exerce la profession de commis marchand de vins. Une plainte est portée par une voisine qui l'accuse de se mettre demi-nu à la fenêtre presque tous les jours entre 2 et 3 heures de l'après-midi.

X..., vivement réprimandé, s'enfuit de la maison, court la campagne, fait sur une route la rencontre d'une enfant à laquelle il exhibe ses organes génitaux sans lui adresser la parole.

Arrêté par le père qui travaillait à peu de distance de là, il est condamné à deux mois de prison. Sa peine finie, il se place chez son frère. Le même manège a lieu, à la même heure, à sa fenêtre ; même plainte est adressée à l'autorité ; mais le prévenu est soumis à mon examen sur la demande de la famille. C'est un homme robuste, sain d'intelligence ; il avoue sans restriction et déclare que cette tentation, dont l'étrangeté ne lui échappe pas, est au-dessus de sa force de résistance. Quand elle survient, il succombe, et il ne l'éprouve qu'à certaines heures de la journée. X... est d'ailleurs sujet à des attaques de sommeil ; on le trouve dormant au milieu de ses occupations, et demi-conscient de ce qui se passe autour de lui ; réveillé il reprend immédiatement sa besogne. Jamais de crise, ni épileptique, ni épileptiforme.

Observation III

Lasègue. *Union médicale,* mai 1877.

I..., fonctionnaire supérieur, 60 ans, veuf, père de famille, a provoqué un scandale parce que pendant une période de quinze jours, à plusieurs reprises, il montra de sa fenêtre ses organes génitaux à une fille qui habitait en face de lui. Plusieurs mois après, cet homme a répété dans des circonstances analogues son acte inconvenant.

Dans l'interrogatoire il reconnait lui-même le caractère abominable de son procédé, mais il ne peut en donner aucune explication. Un an après, il meurt d'une affection cérébrale.

Observation IV

Magnan. Recherches sur les centres nerveux.

G..., âgé de 29 ans, garçon de café, a été arrêté le 20 avril 1888, à Saint-Germain l'Auxerrois, au moment où, placé dans le tambour de la porte d'entrée, entre-bâillant le battant extérieur, il venait d'exhiber ses organes génitaux aux regards de plusieurs ouvrières d'un atelier situé en face dans la maison n° 13 de la rue des Prêtres-Saint-Germain-l'Auxerrois. A l'approche de l'agent, G... s'enfuit dans l'église, mais un employé lui barrant le passage il est saisi et conduit chez le commissaire. Honteux et profondément attristé de son arrestation, G... ne cherche pas à se disculper, il avoue tout sans réticences, reconnaît avoir commis les actes qui lui sont reprochés, et, interrogé, il ne cache pas qu'il s'était déjà livré plusieurs fois le matin, au même endroit à cet étalage génital, et qu'il avait déjà subi l'année dernière une condamnation à un mois de prison pour outrage public à la pudeur. Fils d'un père violent et d'une mère névropathe, il a un tic facial, de l'anesthésie généralisée, un caractère d'une mobilité extrême. Ses tendances exhibitionnistes ont commencé à l'âge de 19 ans, alors qu'il était garçon de restaurant. Il se livre à des exhibitions devant sa fenêtre et se montre nu à ses voisines. Il se marie en 1883, mais sa femme ne satisfait pas son éréthisme insatiable. En 1887 il se livre à une double exhibition dans la rue Bréda et la rue La Bruyère. Il a fait tout ce qu'il a pu pour résister à cet étrange appétit.

Conclusions. — 1° G... est un dégénéré héréditaire atteint à diverses reprises d'obsessions et d'impulsions irrésistibles.

2° Il avait, le 20 avril 1888, conscience du caractère délictueux de son exhibition sexuelle, mais il y était poussé par une obsession maladive tellement impérieuse qu'elle annihilait sa volonté.

3° Il n'est pas responsable d'un acte qui repose tout entier sur une perversion délirante du sens génital.

Ce malade a été acquitté.

Observation V

Magnan. *Archives de l'anthropologie criminelle.*

Br..., 27 ans, de mère névropathe et de père alcoolique, a un frère qui est ivrogne et une sœur hystérique. Il pratiqua à partir de 11 ans l'onanisme, tantôt solitaire, tantôt mutuel. A partir de 13 ans il eut un penchant à exhiber. Il essaya dans l'urinoir d'une rue, en éprouva un bien-être voluptueux, mais eut des remords bientôt après. Quand il essayait de combattre son penchant, il sentait une angoisse violente et un serrement à la poitrine. Étant soldat il avait souvent l'obsession de montrer sous divers prétextes sa verge aux camarades. A partir de 17 ans il eut des rapports sexuels avec des femmes. Il avait un grand plaisir à se montrer nu devant elles. Il continuait à exhiber dans les rues. Mais comme dans les urinoirs il ne pouvait compter que rarement sur des spectateurs féminins, il choisit pour théâtre de ses délits les églises. Pour pouvoir exhiber dans ces endroits il était toujours obligé de se remonter le courage par quelques verres, et sous cette influence l'impulsion devenait irrésistible. B... n'a pas été condamné, il perdit sa place, et peu de temps après il fut de nouveau arrêté pour exhibition dans une église.

Observation VI

Krafft-Ebbing. Psychopathia sexualis, p. 521, 8e éd. française.

Par une soirée du printemps de 1891, vers les 9 heures, une dame venait toute consternée au poste de police du Stadtpark raconter l'incident suivant. Pendant qu'elle se promenait, un homme complètement nu par devant était sorti subitement d'un bosquet et s'était approché d'elle ; épouvantée elle avait pris la fuite. L'agent de police se rendit immédiatement à l'endroit désigné et y trouva un homme qui exposait aux regards son ventre et ses organes génitaux nus. Il essaya de se sauver, mais il fut rejoint et arrêté. Il déclara avoir été, par suite d'une forte consommation d'alcool, excité sexuellement et sur le point de se mettre en quête d'une prostituée. En traversant le parc, il s'était souvenu que l'exhibition lui procurait beaucoup plus de jouissance que le coït qu'il ne pratique que rarement et à défaut d'un autre genre de satisfaction. Après avoir retiré sa chemise et déboutonné la partie supérieure de son pantalon, il s'était posté dans un bosquet, et lorsque deux femmes s'approchaient, il se précipitait vers elles en montrant ses organes génitaux. Dans cette situation il sent une chaleur agréable et le sang lui monte à la tête. L'inculpé est un ouvrier d'un établissement industriel ; son contremaître le dépeint comme un homme consciencieux dans ses devoirs, laborieux, rangé, sobre et intelligent.

Déjà, en 1866, B... a été condamné pour avoir deux fois exhibé sur la voie publique : la première fois en plein jour, et la seconde fois le soir, étant assis sous une lanterne.

B..., âgé de 37 ans, célibataire, fait une impression étrange par sa mise de gommeux, son langage et ses manières affectées. Son œil a une expression névropathique et romanesque ; autour de sa bouche se dessine un sourire d'infatuation. Il prétend être né de parents sains. Une sœur de son père et une sœur de sa mère eurent une maladie mentale. Les autres sœurs de sa mère passaient pour des dévotes excentriques. B... n'a jamais eu de maladies graves.

Dès son enfance il était excentrique, fantasque, aimait les romans de chevalerie et autres, s'absorbait tout entier dans ces sortes d'histoire et finissait par s'identifier dans son imagination surchauffée avec les héros du roman. Il croyait toujours être quelqu'un de supérieur aux autres, attachait une grande valeur à

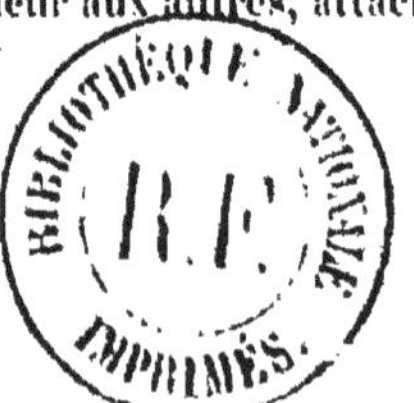

une mise élégante et aux bijoux ; et lorsque les dimanches il se pavanait, il croyait dans son imagination être un fonctionnaire supérieur.

B... n'a jamais présenté de symptômes d'épilepsie. Dans sa première jeunesse il a pratiqué un onanisme modéré, plus tard le coït d'une façon modérée. Il n'a jamais eu avant des sentiments ou des impulsions sexuelles perverses. Il vivait d'une vie retirée et employait ses loisirs à la lecture. B... n'était pas buveur.

Ce n'est qu'exceptionnellement qu'il se préparait une sorte de bowle et en la buvant il se sentait excité sexuellement.

Depuis quelques années son appétit sexuel ayant considérablement diminué, il avait conçu pendant ses libations alcooliques « l'idée bête en diable » et le désir d'exhiber publiquement ses organes génitaux à la vue des femmes. Quand il est dans cet état il s'échauffe ; le cœur lui bat violemment, le sang lui monte à la tête, et alors il ne peut se défendre contre son penchant. Il ne voit ni n'entend plus autre chose, et il est alors tout à fait absorbé par son désir.

Après il a souvent frappé à coups de poing sa tête folle et pris la ferme résolution de ne plus faire de pareilles choses, mais les idées folles lui sont toujours revenues. Pendant ces exhibitions, son pénis n'a qu'une demi-érection et jamais il n'a d'éjaculation ; celle-ci d'ailleurs ne se produit que tardivement quand il pratique le coït. Il lui suffit, lorsqu'il exhibe, de voir ses organes génitaux, et il a alors l'idée, soulignée par une sensation voluptueuse, que cet aspect doit être très agréable aux femmes, de même que lui regarde les organes génitaux des femmes. Il n'est capable de faire le coït que lorsque la femme se montre très prévenante. Sinon il préfère payer et s'en aller sans avoir rien fait. Dans ses rêves érotiques il exhibe devant des femmes jeunes et plantureuses.

Le rapport médico-légal a démontré la personnalité héréditairement psychopathique de l'inculpé, la tendance perverse et impulsive aux délits incriminés et a fourni encore la preuve, digne d'être remarquée, que les impulsions à la consommation de l'alcool, chez cet homme, d'habitude sobre et économe, doivent être attribuées à une contrainte morbide qui revient périodiquement. Il ressort à l'évidence des faits que pendant ses accès B... se trouvait dans un état d'exception psychique, dans une sorte de trouble des sens, tout à fait plongé dans ses fantaisies sexuelles perverses. C'est ainsi que s'explique aussi le fait qu'il ne s'est aperçu de l'approche de l'agent de police que lorsqu'il était déjà trop tard pour prendre la fuite.

Observation VII

Dr Lalanne. *Thèse*, Paris.

B..., 56 ans, interné une première fois à Sainte-Anne, a été réintégré après évasion et transféré à l'asile de Ville-Evrard. Il est intelligent, a reçu une instruction primaire très complète et a occupé différents postes de confiance dans des expositions industrielles. Pas d'hérédité mentale. Élevé tout d'abord dans sa famille, il ne fut en pension qu'à l'âge de 10 ans : c'est là qu'il commença à suivre de mauvais exemples, et à s'adonner à l'onanisme. Il eut pour la première fois des rapports sexuels à l'âge de 18 ans, avec une amie de sa famille, lesbienne convaincue dont il avait été l'instrument, et qui l'avait initié à la masturbation mutuelle. Il devint syphilitique à 22 ans et se soigna toujours fort mal. Marié à 25 ans, il a toujours vécu tranquillement de la vie de famille sans excitation sexuelle anormale. En 1889, à la suite de mauvaises affaires, il présenta pendant quelques temps des idées de suicide. C'est alors qu'à la suite de privations de nourriture et d'excès de café, revenant un jour de Paris et rentrant chez lui à Suresnes, il fut pris subitement, dans le Bois de Boulogne, d'un malaise inexprimable avec sensation d'angoisse et douleurs dans les testicules. Voulant essayer de calmer ces souffrances, il s'enfonça dans le bois, et exhiba ses organes génitaux. Il resta là assez longtemps, sans la moindre érection, mais aussi sans chercher à se cacher. Il fut surpris, emmené au poste le plus voisin et consécutivement condamné à six jours de prison. La deuxième fois, en avril 1890, il fut pris en traversant le Luxembourg d'un accès semblable ; il éprouva le même malaise et la même impulsion irrésistible à exhiber ses organes génitaux : il fut considéré comme responsable et condamné à deux mois de prison. La troisième fois, en 1892, la scène se passa dans le Bois de Vincennes : il fut aperçu par des enfants, dénoncé, pris et condamné à deux mois de prison. Enfin la dernière fois, en mai 1894, la scène se renouvelle au Bois de Boulogne, il fut encore pris et condamné. Il affirme être poussé par une force irrésistible ; dans l'intervalle des accès il se rend parfaitement compte de l'absurdité de ses exhibitions, et ne présente pas d'ailleurs la moindre idée érotique. Au point de vue physique, il est très bien conformé et ne présente rien d'anormal si ce n'est portant un état rudimentaire des organes génitaux.

Observation VIII

Vigouroux. *Annales médico-psychologiques*, mars 1896.

E..., Stanislas, 32 ans, a été condamné en police correctionnelle à 4 mois de prison pour outrage public à la pudeur. Il était accusé d'avoir montré sa verge à des petites filles, le 25 septembre 1894 à dix heures du matin dans la grande rue de P..., ville de 2,000 habitants. C'est la quatrième fois que des faits analogues l'amenaient devant le tribunal, et il avait déjà subi diverses condamnations : 25 francs d'amende, huit jours, puis trois mois de prison. Grâce à la complaisance d'un magistrat, il nous a été permis d'examiner cet homme pendant sa détention : voici ce que l'examen nous a révélé. E... est d'apparence vigoureuse et d'une taille au-dessus de la moyenne. Au premier abord on est frappé de l'énorme asymétrie de la face ; le côté gauche est atrophié dans son ensemble, le front est proéminent et découvert, les oreilles ne sont pas lobulées et affectent la forme d'anse ; il présente un faux trait dans le regard, il bégaie en parlant ; en outre sa voix est nasonnée, ce qui est en rapport avec la flaccidité du voile du palais. Il entend difficilement de l'oreille gauche, mais il attribue cette dureté de l'ouïe à l'introduction d'un crayon dans cette oreille, alors qu'il allait à l'école. Le corps thyroïde est hypertrophié dans son ensemble.

Le réflexe pharyngien n'existe pas ; le reste de la sensibilité est intact ; la mobilité est normale, sauf une certaine faiblesse des reins qui l'empêcherait de soulever de lourds fardeaux.

L'examen de ses organes, et en particulier de ses organes génitaux ne relève rien d'anormal. Son intelligence est peu développée, la mémoire peu sûre ; il commet des erreurs en nous donnant les dates de ses condamnations antérieures.

Il n'a pu apprendre la lecture, ni l'écriture pendant son séjour à l'école. Depuis il a appris à épeler, mais ne comprend pas ce qu'il lit. Il paraît très émotif et nous dit qu'il a été toujours d'une timidité extrême. Les certificats annexés à son dossier le représentent comme un homme doux, tranquille et travailleur ; jamais il n'a fait d'excès de boisson. Les antécédents héréditaires sont inconnus ; il a été déposé à l'hospice en bas âge, et c'est par les soins de l'Assistance publique qu'il a été élevé. Il n'a pas d'enfant.

Sa femme a eu une grossesse qu'elle n'a pas menée à terme.

Placé chez plusieurs nourriciers, l'un d'eux lui a appris son métier de rémouleur ambulant, et c'est la profession qu'il embrassa après avoir accompli son service militaire. Sous les drapeaux il s'était montré bon soldat et n'avait encouru aucune punition.

Il n'a jamais fait de maladie : il a souffert seulement d'incontinence nocturne d'urine jusqu'à 16 ans ; aucun traitement ne l'en a guéri ; il se rappelle même à huit ans avoir uriné dans son pantalon tout éveillé sans s'en apercevoir ; il n'a jamais du reste présenté aucun autre accident pouvant révéler de l'épilepsie. Il s'est trouvé mal la première fois qu'il s'est vu arrêter par les gendarmes.

Il s'est masturbé très jeune ; à treize ans en plein jour et sur une grande route il a été surpris par un gendarme en train de suivre en se masturbant une femme et une petite fille. Il a coïté la première fois à 24 ans avec une femme dont il a fait sa maîtresse et avec qui il continue à vivre maritalement. Sa puissance génitale a diminué, sans pour cela entraver ses habitudes d'onanisme, ni ses impulsions exhibitionnistes. Il cherche pour exhiber la présence des femmes ou des petites filles et des petits garçons : c'est de loin qu'il exhibe : cependant il s'est fait toucher par des enfants à qui il a donné des sous. Cette idée fixe le prend quand il travaille, il devient hagard, son visage change et il s'en va dans les endroits où il pense trouver des petites filles.

D'autres fois, au contraire, c'est la vue des petites filles qui réveille cette idée obsédante. Quand il a exhibé, même sans érection, il en éprouve un vif plaisir ; il ne perd pas du tout conscience, puis deux minutes après il se reboutonne et s'en va avec grande honte et peur d'avoir été vu. Il manifeste beaucoup de repentir devant les magistrats, mais il avoue qu'il sait commettre une action immorale, mais sans se rendre compte de ce qu'il faisait.

Observation IX

Personnelle. Prise dans le service de M. le Dr Magnan.

Le nommé Th..., âgé de 38 ans, est entré à l'admission le 30 juillet 1896 avec le certificat suivant : « Dégénérescence mentale avec perversions sexuelles, exhibitionnisme remontant à l'âge de treize ans : sept condamnations pour outrage à la pudeur ». Le père du malade aurait été un homme à femmes ; il avait été abandonné par son épouse ; il exhibait même quelquefois ses organes devant la tante du malade et choisissait de préférence les moments où il descendait les escaliers. Le malade ne présente point d'antécédents personnels au point de vue des maladies générales. Il n'en est pas de même au point de vue mental. Depuis qu'il se rappelle en effet, et surtout depuis l'âge de treize ans, il recherchait la société des jeunes filles, il s'attardait avec elles, dès cette époque, dans des promenades nocturnes et pratiquait des attouchements manuels réciproques. Il exhibait souvent à cette époque son membre viril à la fenêtre de sa maison en regardant une jeune fille qui demeurait en face chez lui, et il jouissait toutes les fois que la jeune fille le voyait ainsi. Vers l'âge de dix-huit ans il va pour la première fois dans une maison de tolérance et en sort tout penaud, n'ayant pas réussi à trouver ce qu'il cherchait. Depuis l'âge de dix-neuf ans il commence à exhiber ses organes génitaux en public et l'on peut dire que depuis cette époque l'histoire de sa vie est celle de ses exhibitions. Elles ont lieu plusieurs fois par semaine et même parfois plusieurs fois dans la même journée.

Le mariage qu'il contracta, la venue d'un enfant, les soins dévoués de sa femme, les nombreuses condamnations qu'il subit ne peuvent les empêcher et ce n'est que quand il est en prison et qu'il ne peut aussi trouver une église à sa disposition qu'il est tranquille. Il sait bien ce qu'il fait, il comprend tout ce qu'il y a de répréhensible dans ses habitudes, voit l'étendue de sa bêtise, se le reproche non seulement quand il est arrêté, mais aussi quand il a pu passer inaperçu : mais il n'a essayé de lutter que très rarement car la lutte est très pénible et il n'y trouve pas d'ailleurs de satisfaction. Ce besoin de s'exhiber l'a poursuivi dès son jeune âge sans cesse, les plus graves préoccupations n'ont pu le lui faire oublier, et souvent il sortait de chez lui errant toute une journée comme une âme en peine et très malheureux jusqu'au moment où il trouvait une église et des occasions favorables pour ses exhibitions. Celles-ci en effet se font dans certaines circonstances particulières que le malade raconte avec une certaine complaisance. Il choisissait de préférence les quartiers riches pour y rencontrer des femmes du monde belles et bien mises : comme âge son sujet devait avoir de vingt-cinq à trente-cinq ans et n'être pas voilée ; il se plaçait en face d'elle, la regardait avec insistance, était d'autant plus content qu'il était toisé avec plus de hauteur, commençait à exhiber son membre et à se masturber ; il se trouvait satisfait une fois l'éjaculation finie, n'osant plus regarder la femme et se dérobant à sa colère le plus vite possible.

Quand par hasard la première église où il était entré ne lui offre pas en fait de femmes ce qu'il désire, il en sort et en cherche une autre, quel que soit le temps et la distance, et il ne rentre chez lui qu'après avoir pratiqué son exhibition. Quelquefois, mais rarement, il s'est exhibé au bois de Boulogne, mais là aussi il fallait que la femme fût à sa convenance. La première fois qu'il s'est exhibé au bois de Boulogne (il y a quatre ans de cela, les premiers temps qu'il était à Paris), c'était un jour de semaine ; d'ailleurs il n'allait pas s'exhiber là un dimanche, un jour d'« ouvriers », il choisissait les jours ordinaires, les jours où les grandes dames vont se promener, il allait aux alentours des grandes allées où les belles se retirent pour être tranquilles : de plus il lui fallait une seule femme.

La première fois qu'il est allé au bois, c'était bien dans l'intention de s'exhiber ; l'idée lui est venue subitement : pourtant les coins sombres des églises étaient plus commodes pour lui. Au bois quand il rencontrait une belle solitaire, il se cachait derrière un arbre et là s'exhibait : si la dame passait indifférente, l'acte était avorté, il fallait recommencer ; mais si la dame l'ayant aperçu avait l'air surprise ou dégoûtée, en disant « cochon, malhonnête », et passait vite son chemin, il ne sentait aucun regret, aucune honte, il allait plus loin dans une autre allée et là recommençait. Si par hasard la dame était assise dans un coin, il allait se poster derrière un arbre, il se cachait autant que possible parce que l'indignation de la femme le gênait ; il fallait que son exhibition ou lui plaise ou la laisse indifférente. Quand la dame le regardait, le fixait, il n'était pas content, cela le désillusionnait, il fallait que les regards de la femme tombent sur ses organes, alors il était au comble du bonheur. Il lui est arrivé de rencontrer des femmes qui le regardaient, alors il allait s'asseoir à côté d'elles et continuait à s'exhiber et à se masturber, mais si la femme lui faisait des propositions ou si elle se mettait en colère en disant des gros mots, cela le dégoûtait, il se disait: « je me suis trompé, c'est pas çà. » Il faut dire qu'il lui fallait non seulement des femmes bien habillées, mais de plus et surtout des grandes dames, des aristocrates et même des petites bourgeoises. Une jeune fille à figure virginale ne lui disait rien: c'était des femmes faites, en pleine maturité, en pleine activité génitale qu'il lui fallait, des femmes qui aiment les hommes, des passionnées qui cherchent, des innassouvies, des hystériques. C'était un exhibitionniste raffiné.

Il n'allait pas souvent au bois, une quinzaine de fois en tout, il y allait quand le temps était favorable : il préférait l'église.

Jamais il ne s'est exhibé dans la rue, le choix était difficile, la femme se gênerait à le regarder, il peut s'arrêter d'ailleurs, et c'était dans la solitude qu'il cherchait son sujet. Tout de suite après l'acte il était soulagé, content ; mais quelques temps après la réflexion arrivait, l'idée de la prison, le déshonneur le poursuivaient et alors il se sentait découragé, il espérait toujours qu'il n'allait pas recommencer le lendemain : mais le lendemain arrivait, dès le matin il faisait des projets pour l'après-midi : enfin il y avait une sorte de dédoublement de la personnalité, il y avait l'homme qui faisait des projets pour son après-midi, et l'homme raisonnable qui cherchait à lutter : mais ce dernier cédait toujours. La lutte n'a jamais été très forte, il n'a pas eu d'angoisse ou d'autre sensation parce que l'homme qui raisonnait cédait ; parfois quand il avait des empêchements matériels, une affaire imprévue, il était content, heureux, l'homme raisonnable était satisfait, mais l'exhibitionniste était vexé, il se disait : « Je manque peut-être une belle occasion ». Une fois pendant trois jours de suite il a rencontré une belle inconnue qui venait prier à la même place ; elle le regarde exhiber : il se disait qu'elle avait sûrement le désir du coït, mais il n'alla pas lui causer, ce n'était pas son rêve, ce n'était pas la femme qu'il recherchait, c'était le regard.

Poursuivant l'analyse de sa perversion le malade assure que la jouissance lui pèse, que ce qu'il recherche c'est plutôt le plaisir de s'exhiber que celui apporté par l'éjaculation qui pour lui est secondaire.

Il semble même donner aussi une appréciation exacte de ce qu'il ressent, car il avoue qu'il est très content quand la femme devant laquelle il s'est exhibé n'est pas restée suffisamment devant lui pour permettre à ses manœuvres d'aboutir à l'éjaculation, qui le force de ne plus pouvoir exhiber pour cette fois son membre.

Le regard indiscret d'une femme autre que celle qu'il a choisie le trouble et le force à cacher son membre: il lui arrive aussi de ne pas arriver à l'éjaculation. Le malade est à part cela un très bon mari, nous dit sa femme, qui en fait son éloge, mais il ne remplissait pas souvent et pour cause ses devoirs conjugaux. Il est très bien constitué et n'a pas de stigmates physiques appréciables. Son exhibitionnisme lui a valu sept condamnations : ce n'est qu'à partir de la troisième arrestation que l'on a songé à une expertise médico-légale, et ce n'est que pour la dernière que l'expertise a admis une certaine atténuation de la responsabilité. Depuis qu'il est à l'asile, il va mieux et se croit guéri. Il a été envoyé il y a quelques jours à la messe de l'Asile, et il y a été très convenable.

Observation X

Personnelle.

D..., maître maçon, habitant un bourg usinier, a l'habitude quand il urine le long d'un mur, et lorsqu'il aperçoit des jeunes filles ou des femmes, de les appeler pour leur montrer ses organes génitaux, Quand ces personnes l'injurient, il se contente de rire, et s'en va en haussant les épaules : il se contente de cet acte et c'est tout. Comme hérédité aucune tare nerveuse, ni maladie constitutionnelle ; il est seulement très porté pour les femmes. Il est marié et père de famille : il est très heureux. Comme il est connu pour cela dans le pays, l'on n'y fait nullement attention.

Observation XI

Personnelle.

X..., actuellement docteur en médecine, de bonne famille, avait pris vers l'âge de quinze à seize ans la singulière habitude d'aller tous les jours à la même heure se promener dans le même endroit. Là il savait rencontrer deux petites filles, l'une âgée de treize à quatorze ans, et l'autre de six à sept ans. Aussitôt qu'il les apercevait il exhibait ses organes génitaux et les balançait en regardant les fillettes, sans d'ailleurs songer à faire autre chose de plus.

Ayant failli être surpris un jour par le père des deux enfants, il parvint à ne plus continuer ce manège, mais il tomba dans un onanisme effréné. Il y a quelque temps apercevant devant lui sur un trottoir de Paris une jeune fille qui, relevant ses jupes, montrait un mollet bien ferme et bien rond, son appétit d'exhibition le reprit soudain, et ce n'est qu'à mille peines qu'il pût résister et s'enfuir chez lui. Comme antécédents héréditaires il n'en a aucun. Comme antécédents personnels, il a une imagination des plus vives ; il est très porté vers les femmes, mais c'est plutôt en imagination qu'en acte.

Pour conclure de toutes ces observations, nous allons citer ces lignes de Paul Moreau de Tours : « Dans tous les cas de cette nature, et ainsi qu'on peut s'en rendre compte par les observations que nous venons de citer, nous attirons principalement l'attention sur le caractère particulièrement névropathique de ces faits bizarres : nous avons nommé l'instantanéité, l'impulsion irrésistible, la conscience de l'insanité de l'acte, la périodicité ou l'intermittence du délire, etc. ».

Nous allons maintenant citer les cas de deux malheureux qui, sans débuter comme les précédents par l'exhibition de leurs organes génitaux, furent d'abord « suiveurs », puis « coupeurs de nattes », « piqueurs de fesses », finirent par devenir de vrais exhibitionnistes. Nous avons recueilli nous-même ces deux observations dans le service de M. le Dr Magnan.

Observation XII

Personnelle, Prise dans le service du Dr Magnan.

M. A..., journalier, 48 ans, est un enfant naturel. Sa mère était nerveuse et maladive. Il n'a pas connu son père qui était, dit-on, des plus libertins. Sa mère s'est remariée et a eu deux filles névropathes. Étant tout petit A... était déjà très nerveux, il avait des tics convulsifs par moment. Il était très intelligent. Placé comme saute-ruisseau dans une étude d'avoué à Paris il parvint vite au titre de second clerc, puis la fatalité s'en mêlant, il devint gardien à Maréville, puis fut interné. Il a eu des convulsions dans sa jeunesse, puis le choléra en 1852. Il a subi en 1870 le siège de Metz où il a beaucoup souffert physiquement et moralement ; puis il alla en Afrique où il eut les fièvres, le scorbut et les hémorroïdes en même temps qu'il souffrit de la famine. Voici son autobiographie écrite par lui-même :

« C'est en 1884 que ma maladie actuelle prit naissance, mais elle était loin d'être ce qu'elle est devenue aujourd'hui. Envoyé une première fois à l'hôpital Tenon, puis de là à Ville-Évrard, M. le Dr Schiltz, alors médecin-adjoint à l'Asile, se bornait à émettre le diagnostic suivant sur mon compte : « Malade atteint de faiblesse intellectuelle, ne pouvant se garder convenablement, ni gagner sa vie. » Ce n'est que plus tard et après être revenu une troisième fois de l'Asile que M. le Dr Chambard, attaché au service des hommes à Ville-Évrard à cette époque, se rendit le premier compte de ma situation ; et en effet après m'avoir examiné sérieusement, il n'hésita pas à dire à ma mère que j'étais atteint d'une forme particulière d'hystérie impulsive, laquelle m'occasionnait bien des ennuis. Et cet état de choses a été reconnu par la suite dans divers services hospitaliers où je me suis fait soigner. Les Drs Dumontpallier, Hirtz, Oulmont, Lancereaux, Luys, Proust, Charcot ont été aussi unanimes à le reconnaître. En effet à ce moment déjà je m'apercevais souvent que je cédais au sommeil malgré moi, que la moindre chose m'endormait d'un sommeil lourd et profond, qu'ensuite une vaste étendue de terrain, la vue de l'eau, d'un vieux monument noirci, m'occasionnait des terreurs inouïes; chose bizarre qu'après avoir fait une chose, fermer une porte par exemple, tout en étant bien sûr qu'elle était fermée, il fallait que je m'en assure cinquante fois, encore n'étais-je pas bien convaincu qu'elle l'était. Puis de là il fallait que je marche beaucoup, au hasard, revenant sur mes pas, n'osant franchir une place le soir : on me qualifiait d'agoraphobe. Un beau jour inopinément il me survint une autre chose : les lumières le soir dans les rues m'attiraient, la vue d'une jeune femme passant, coiffée d'un chapeau à fleurs rouges ou porteuse d'un article de toilette de la même couleur m'attirait aussi à elle invinciblement ; se retroussait-elle, exhibait-elle par hasard la naissance d'un mollet emprisonné dans un bas noir bien tiré, c'était alors fini, je ne pouvais résister à ce qui se passait en moi, j'avais la tête en feu, le visage hagard injecté de sang et je la suivais coûte que coûte, m'attachais à ses pas, jusqu'au moment où bien des fois elle finissait par se retourner, fatiguée de mes poursuites pour me traiter d'imbécile ou d'insolent.

« Si alors cette femme sans être habillée de rouge était une belle brune, possesseur d'une opulente chevelure noire à reflets de jais, alors je la suivais encore bien mieux, coûte que coûte, par n'importe quel temps, au détriment de mes affaires, inconscient du reste, au risque de me faire écraser des voitures ; c'était et c'est encore comme un aimant irrésistible, une attraction à laquelle je ne pouvais résister ; mais je n'ai jamais eu l'idée de lui faire aucun mal, bien au contraire. Un jour enfin, après avoir suivi une belle brune, ne pouvant résister à mon impulsion, je lui sautai au cou et l'embrassai à plusieurs reprises : arrêté pour ce fait, je fus dirigé sur le Dépôt où le Dr Voisin ordonna mon passage à l'infirmerie, où M. le Dr Garnier me fit remettre en liberté après consultation avec M. le Dr Vibert ».

Ce malade possède aussi une autre aberration du sens génital ; il arrête dans la rue les femmes de mauvaise vie, brunes principalement, les fait mettre à nu, les lèche, les palpe, leur coupe les poils du pubis qu'il collectionne sans savoir pourquoi, mais il en éprouve une grande jouissance. Même l'odeur d'une chemise sale de femme l'attire aussi, mais là il n'est point besoin que ce soit celle d'une brune. Puis il est devenu coupeur de nattes de femmes, et en ce moment il commence à exhiber ses organes génitaux.

Observation XIII

Personnelle. Recueillie dans le service de M. le Dr Magnan.

Olf... est âgé de 34 ans. Il a été interné comme faible d'esprit atteint de perversion de l'instinct sexuel, de sadi-fétichisme. Il a été arrêté pour coups, violences et filouteries, mais d'après l'avis de M. le Dr Garnier il a été acquitté comme aliéné. Comme antécédents héréditaires on ne trouve rien du côté maternel ; son père était, dit-on, un peu alcoolique, en somme pas de tare morbide dans la famille. Comme antécédents personnels, on lui trouve un caractère normal : son enfance a été normale, avec un peu de violences en paroles. Il ne peut plus travailler depuis plus d'un an et demi, et il était sombre, ne parlant pas, chantant quelquefois. Chez sa mère il parlait parfois tout haut et menaçait du poing, sans savoir qui ni quoi. Jamais il n'a fait d'excès de boissons. Sa perversion consistait en ce que dans la rue quand il voyait devant lui une jeune fille ou une jeune femme à rotondité postérieure planturense, il la suivait, s'approchait d'elle et lui piquait les fesses ce dont il éprouvait une grande jouissance, telle qu'il arrivait à en éjaculer. Puis la perversion continuant il en est arrivé à exhiber ses organes génitaux devant ces rotondités et à les frotter contre, puis à exhiber carrément à la vue des femmes ses organes génitaux en public, chaque fois qu'il voyait une femme dont les formes étaient des plus plantureuses surtout quant au point de vue postérieur.

Il ressort bien de ces deux dernières observations que ces deux malades sont aussi des impulsifs, qu'ils n'ont commis les actes délictueux qui leur ont été reprochés que par une force irrésistible qui se manifestait à la vue soit d'une couleur, d'une chevelure, d'une odeur ou de formes plastiques. Ces malades rentrent donc bien dans la catégorie des impulsifs, tout en ayant en même temps d'autres aberrations du sens génital.

Tels sont en somme les caractères pour ainsi dire pathognomoniques de l'exhibitionnisme impulsif. Nous allons citer, par contre, pour bien montrer la différence qui existe entre les exhibitionnistes impulsifs et les autres catégories de malades classés parmi les exhibitionnistes, nous allons citer, dis-je, les observations d'un épileptique, prise dans un rapport médico-légal fait par M. le Dr Garnier du Dépôt et une autre de M. le Dr Schuchardt ; et par là nous pourrons juger des différences profondes qui existent entre toutes ces catégories de malades.

Observation XIV

Garnier, *Rapport médico-légal sur un exhibitionniste.*

Commis le 23 septembre 1893 par le Tribunal de 1re instance

de la Seine pour constater l'état mental de D..., dire s'il est responsable d'outrage à la pudeur. C'est la cinquième fois que D... est appelé à répondre du même délit, c'est-à-dire l'exhibition de ses organes génitaux. Depuis 1877 il a subi quatre condamnations pour outrage à la pudeur. D... a 45 ans, il est petit, peu vigoureux, triste et morose, fils et neveu d'aliéné. A l'école il restait seul, triste et rêveur. Il n'a point eu de vraie maladie; il a été réformé pour débilité constitutionnelle. Marié, il a trois enfants qui sont morts ainsi que sa femme. C'est une victime du sort, d'après lui il ne se sent point coupable des actes qu'on lui reproche. « On m'a, dit il, plusieurs fois accusé et condamné pour avoir commis des actes contre la pudeur; n'ayant pu jamais comprendre, ni m'expliquer que je me sois livré à des choses si insensées et aussi antinaturelles, j'ai toujours nié ces faits qui m'ont paru invraisemblables. » Il est sujet à un mal plus ou moins mystérieux, qui consiste en de l'inconscience, de l'amnésie totale, des fugues, de l'automatisme ambulatoire, qui sont tous les symptômes de l'épilepsie à forme vertigineuse ou petit mal. Ce serait un exhibitionniste épileptique, et non cet obsédé tourmenté par l'invincible besoin d'étaler ses organes génitaux au même endroit; c'est un inconscient agissant automatiquement, aveuglément, sans se douter de la nature de l'acte qu'il commet, et qui ignore tout quand on le lui raconte et y est incrédule. O... serait atteint de vertiges épileptiques au cours desquels il perd conscience des actes qu'il commet comme il en perd le souvenir, d'où l'exhibition de ses organes génitaux pourrait bien n'être qu'une action machinale, automatique, inconsciente avec l'amnésie consécutive, telle qu'on l'observe chez le vertigineux comitial, impulsion aveugle entraînant l'irresponsabilité la plus complète.

Observation XV

Schuchardt, cité par Krafft Ebbing, p. 551.

K..., fonctionnaire subalterne, 29 ans, de famille névropathique, vivant heureux en ménage, père d'un enfant, a plusieurs fois au crépuscule exhibé devant des bonnes. Il est grand, svelte, pâle, nerveux, précipité dans ses allures. Il n'a qu'un souvenir sommaire de ses délits. Depuis son enfance, il a eu de fréquents états congestifs, avec rougeur vive à la figure, pouls accéléré et tendu, regard fixe et comme dénotant une absence d'esprit. Par-ci, par-là, il y avait dans ses accès abolition des sens et vertige. Dans cet état exceptionnel (épileptique) K... ne répondait que lorsqu'on avait crié plusieurs fois ; alors il revenait à lui, comme s'il sortait d'un rêve. K... prétend que pendant les quelques heures qui précédaient les actes incriminés, il se sentait toujours excité et inquiet, qu'il éprouvait une angoisse avec oppression et fluxion vers la tête. Arrivé au summum de cet état il sortait sans but de la maison et exhibait quelque part ses parties génitales. Rentré à la maison il n'avait gardé de ses incidents que comme un souvenir de rêve ; il se sentait très fatigué et très déprimé. Il est aussi à remarquer que pendant l'exhibition, il allumait des allumettes pour éclairer ses parties génitales. L'avis des médecins concluait que les actes incriminés s'étaient produits sous l'action d'une contrainte due à l'état épileptique. Toutefois il fut condamné avec admission de circonstances atténuantes.

Ces deux observations nous montrent quels sont les exhibitionnistes dits épileptiques. Ce ne sont en somme que des épileptiques et non des exhibitionnistes ; là, en effet, pas de conscience de l'acte qu'ils commettent, une amnésie totale, et surtout des fugues et des fugues répétées et sans aucun but : ils sortent sans savoir pourquoi et dehors exhibent sans savoir pourquoi leurs organes génitaux, tandis que l'impulsif, lui, sait ce qu'il fait, il sort exprès pour commettre son exhibition, il recherche les endroits, il lui faut les mêmes causes, et tout en ayant conscience de ce qu'il fait, il le commet irrésistiblement, bien qu'il en voie toutes les conséquences qui peuvent en résulter pour lui. D'un autre côté, peut-on faire rentrer parmi les exhibitionnistes impulsifs « ces personnes qui, sous l'influence de libations trop copieuses, et sans arriver à la crise alcoolique, se laissent aller à des manifestations impudiques, comme la photographie des organes génitaux, etc., dont ils seraient totalement incapables à l'état normal ». Ces gens-là ne sont que de vulgaires ivrognes, des alcooliques futurs ou partiels. En somme, chez les alcooliques comme chez les délirants, les actes d'exhibitionnisme rentrent dans le cadre des « préoccupations sexuelles et des hallucinations génitales, qui ne sont que des formes particulières de troubles de la sensibilité générale et qui se manifestent d'après le genre de leur délire ».

Comme on peut le voir, nous n'avons cité dans nos observations que des personnes du sexe masculin. L'exhibitionnisme n'existerait-il donc pas dans le sexe féminin? Nous ne pouvons affirmer que cette aberration n'existe pas dans ce sexe, mais il se produit si rarement que le nombre des observations est des plus restreints. Lasègue prétend n'avoir vu qu'une femme ainsi poussée à montrer en public ses organes génitaux. Nous avons eu la bonne fortune d'en observer un cas il y a quelques années, cas auquel d'ailleurs nous n'avions pas porté alors grande attention, mais qui s'était si bien gravé dans notre mémoire que nous avons pu facilement le reconstituer.

Observation XVI

Personnelle.

X..., jeune fille de très bonne famille avait, vers l'âge de 12 ans environ, la singulière habitude, en jouant avec les petits garçons de les entrainer dans les coins, et là elle retroussait ses jupes et écartant ses jambes leur montrait ses organes génitaux. Mais pour cela il fallait que les garçons montrassent de leur côté leurs organes génitaux, sinon elle les frappait et n'exhibait pas les siens. Ce manège dont j'étais témoin, se répétait tous les jours à la même heure et au même endroit et avec les mêmes circonstances, mais tout se bornait à cette seule exhibition. Comme antécédents héréditaires son père était fort porté pour les femmes et sa mère était très irascible et jalouse. Ayant perdu de vue cette jeune fille maintenant, depuis un certain temps, j'ignore si son aberration continue toujours.

Considérations médico-légales.

D'après la loi française, l'exhibitionniste est coupable du délit d'outrage public à la pudeur (Article 330 du Code pénal). Or, ces soi-disant coupables sont-ils vraiment coupables de ce dont on les accuse? Est-il admissible qu'un homme ordinairement sensé, occupant parfois une haute position, s'en aille de gaîté de cœur, sachant à quoi il s'expose, s'en aille, dis-je, au milieu d'une promenade ou d'une grande rue où le monde fourmille, exhiber ses organes génitaux? La simple raison démontre que cet homme ne jouit pas de son libre arbitre ; et si vous faites passer cet homme devant les tribunaux, que vous le condamniez, eh bien, sa condamnation subie, il recommencera et bien des fois et après bien d'autres condamnations, comme on peut le voir dans plusieurs des observations qui ont été citées plus haut. Or, « jusqu'ici la jurisprudence, législature « et magistrature, n'a tenu compte que dans une mesure « très restreinte de tous ces faits d'observation psycho- « pathologique. Elle se met par là en contradiction avec « la science médicale et risque de prononcer des condam- « nations et des peines contre des hommes que la science

« jugerait comme irresponsables de leurs actes » (Krafft-« Ebbing).

Je conclurai avec Paul Moreau, de Tours, que « le « génésiaque, cédant à l'impulsion et agissant sous son « influence, doit donc être assimilé à tous les autres alié-« nés. Il cesse d'être maître de lui-même ; il n'est plus « que l'instrument passif du pouvoir inconnu auquel il a « résisté un temps plus ou moins long, mais qui a fini « par le dominer d'une manière absolue ».

Mais certes, si d'un côté ces personnes ne peuvent être rendues coupables, d'un autre côté, comme elles peuvent devenir un danger pour la société, il faut naturellement que ladite société prenne des garanties contre ceux qui commettent des attentats contre elle, et « ceux-là, disons-le tout de « suite, peuvent et doivent être, dans une certaine mesure, « rendus responsables de leurs actions. Ce sont des êtres « dangereux pour la morale publique qu'il importe au plus « haut degré de protéger contre la contagiosité de l'exem-« ple. Il faut les mettre hors d'état de commettre de nouveau « de pareils méfaits. Mais ce n'est pas une peine de quel-« ques mois, de quelques années même de prison, ce « n'est pas une peine afflictive et infamante qu'il leur faut, « car, redevenus libres, sous l'influence des mêmes idées, « sous l'influence des mêmes impulsions morbides, sous « l'influence de désirs longtemps comprimés, ils recom-« mencent. Ce qu'il leur faut, c'est un internement dans « un asile, un isolement quelconque qui les mette dans « l'impossibilité de nuire dorénavant, mais en sauvegar-« dant l'honneur de leur famille et le leur propre, par « une déclaration d'irresponsabilité morale ».

Les juges et les médecins devraient se graver dans la tête ces belles paroles de Michelet : « Il faut que la justice « devienne une médecine, s'éclairant des sciences phy- « siologiques, appréciant la part de fatalité qui se mêle « aux actes libres... Il faut que la médecine devienne « une justice et une morale, il faut que le médecin, « juge intelligent de la vie intime, entre dans l'examen « des causes morales qui amènent le mal physique ».

CONCLUSIONS

1° Les exhibitionnistes impulsifs sont les exhibitionnistes vrais.

2° L'exhibitionnisme doit être considéré maintenant comme une perversion irrésistible du sens génital, et non plus comme un vrai attentat à la pudeur.

3° Comme traitement, pas de condamnation judiciaire, mais l'internement provisoire ou définitif dans un asile.

BIBLIOGRAPHIE

BALL. — Folie érotique.

BALLET. — *Semaine médicale*, 31 mai 1893. Un exhibitionniste persécuté.

BOISSIER et LACHAUX. — Perversion sexuelle à forme obsédante. Publication du *Progrès médical*, 1894.

CHEVALLIER. — Inversion sexuelle, 1893.

Dr FREYER. — *Zeitschrift für Medicinalbeamte*, 3e année, n° 8.

Dr GARNIER. — Un cas d'exhibitionniste. *Annales médico-psychologiques*, 1894, n° 1.

Dr HOTZEN. — *Friedreichsblätter*, 1890, fascicule 6.

D^r von KRAFFT-EBBING. — Psychopathia sexualis.

LACASSAGNE. — *Lyon médical*, 1887, n° 51.

Dr LALANNE. — Les exhibitionnistes. *Thèse*, Paris, 1896.

LASÈGUE. — *Union médicale*, mai 1877.

LIMAN. — *Vierteljahrschrift für gen. Med.* N. F. XXXVIII, fascicule 2.

MAGNAN. — *Archives de l'anthropologie criminelle*, t. VI, n° 28.

— Communication à la *Société de médecine légale*, 1890.

— Recherches sur les centres nerveux.

MOREAU DE TOURS. — Aberrations du sens génésique.

PELANDA. — Ueber Pornopatiker. *Archiv. für Psychiatrie*, VIII.

PRIBAT. — L'exhibitionnisme chez les épileptiques. *Thèse*, Paris, 1894-1895.

RITTI. — *Dictionnaire des sciences médicales*. Article Exhibitionnistes.

SCHUCHARDT. — *Zeitschrift für Medicinalbeamte*, 1890.

TARDIEU. — Étude médico-légale sur les attentats aux mœurs.

TARNOWSKY. — Die Krankhaften Erschinüngen des Geschlechtssinns. Berlin, 1886.

THOINOT. — Conférences de médecine légale de la Faculté de Paris. Année 1896-1897.

TROCHON. — *Archives de l'anthropologie criminelle*, III.

VIGOUROUX. — Exhibitionniste condamné par les tribunaux. *Annales médico-psychologiques*, mars avril 1896.

— *Archives du 3e Congrès international d'anthropologie criminelle*. Bruxelles, août 1892.

CHARTRES. — IMPRIMERIE DURAND, RUE FULBERT.

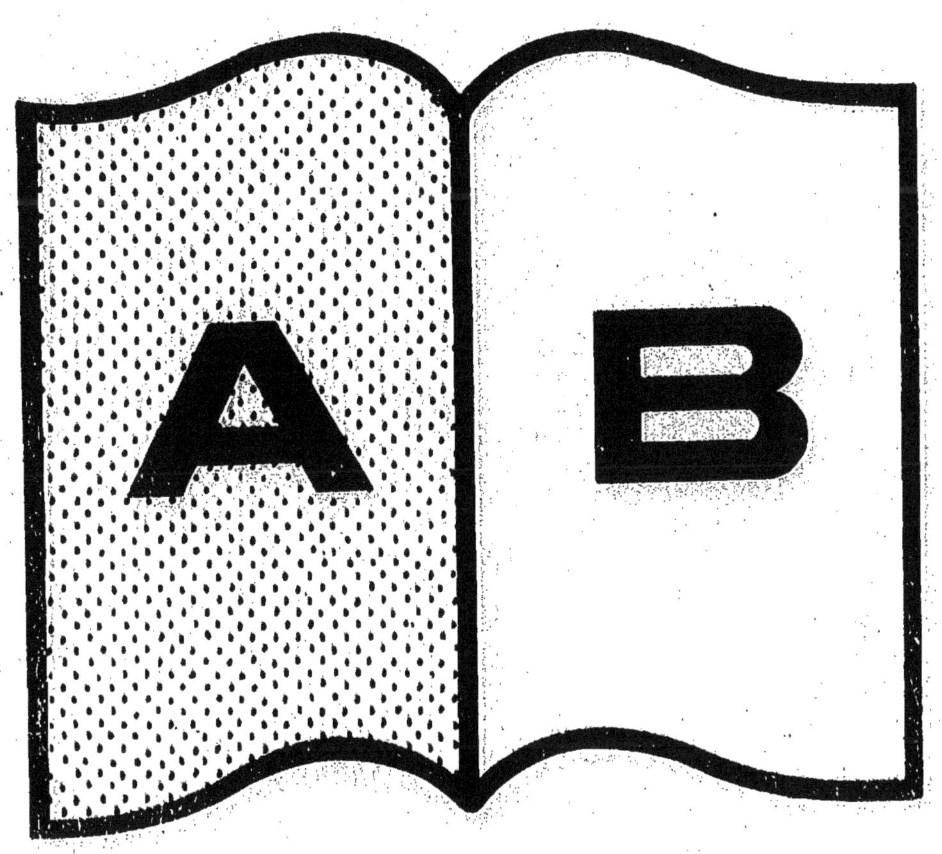

Contraste insuffisant

NF Z 43-120-14

www.ingramcontent.com/pod-product-compliance
Ingram Content Group UK Ltd.
Pitfield, Milton Keynes, MK11 3LW, UK
UKHW012302240726
13966UKWH00004B/1585

9 782013 555647